AF317265

DES

CORPS ÉTRANGERS

DE L'URÈTHRE

CHEZ L'HOMME

PAR

J.-M. HERCOUET,

Docteur en médecine de la Faculté de Paris,
MÉDECIN DE LA MARINE.

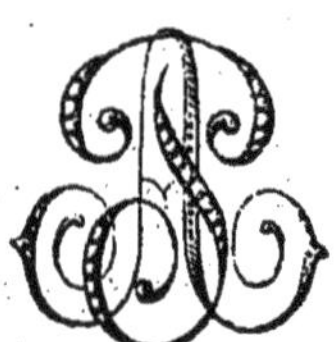

PARIS

A. PARENT, IMPRIMEUR DE LA FACULTÉ DE MÉDECINE,
29-31, rue Monsieur-le-Prince, 29-31.

—

1873

DES

CORPS ÉTRANGERS

DE L'URÈTHRE

CHEZ L'HOMME

PAR

J.-M. HERCOUET,

Docteur en médecine de la Faculté de Paris,
MÉDECIN DE LA MARINE.

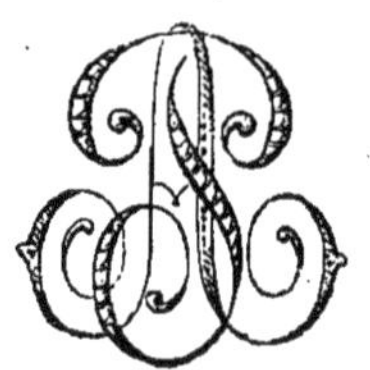

PARIS

A. PARENT, IMPRIMEUR DE LA FACULTÉ DE MEDECINE,
29-31, rue Monsieur-le-Prince, 29-31.

1873

CORPS ÉTRANGERS DE L'URÈTHRE

CHEZ L'HOMME

Les corps étrangers de l'urèthre peuvent se diviser ainsi qu'il suit :

A. Corps étrangers venant de la vessie ;

B. Corps étrangers formés sur place dans le canal de l'urèthre ;

C. Corps étrangers introduits par le méat.

CHAPITRE PREMIER.

CORPS ÉTRANGERS VENANT DE LA VESSIE.

Les corps étrangers qui viennent de la vessie sont de petits calculs descendus des reins, ou formés dans la vessie, ou bien des fragments de calcul provenant d'une opération de lithotritie.

On peut y ajouter les corps étrangers qui pénètrent dans la vessie par suite d'une communication de cette cavité avec les parties voisines, tels que poils, débris prevenant de fœtus inclus d'un kyste ovarique, résidus alimentaires, projectiles, productions vermiformes, etc.

ANATOMIE PATHOLOGIQUE.

Les points de l'urèthre où les calculs s'arrêtent sont, par ordre de fréquence : la région membraneuse, la fosse naviculaire, et la partie moyenne de la région spongieuse.

La conformation du canal uréthral explique très-bien l'arrêt des calculs dans ces points spéciaux. En effet, le collet du bulbe, situé en avant de la région membraneuse, a un diamètre étroit et des parois inextensibles ; de plus, la courbure que décrit l'urèthre à ce niveau est un obstacle à la migration des calculs dans la portion spongieuse. Le méat, situé en avant de la fosse naviculaire, est également étroit et inextensible. Enfin, à partir de la cavité du bulbe, l'urèthre va en se rétrécissant graduellement jusqu'à la partie moyenne du pénis, et forme une sorte d'entonnoir, selon la comparaison de Civiale.

Les calculs arrêtés dans l'urèthre augmentent de volume et peuvent même acquérir une grosseur considérable (on en a vu de la grosseur d'un œuf).

Leur développement dans la région pénienne se fait surtout en arrière, par couches elliptiques, et, en les divisant, on trouve le noyau à la partie antérieure ; tandis que, dans les régions membraneuse et prostatique, le noyau est plus près du centre du calcul, qui a une face inférieure convexe et une face supérieure aplatie.

Presque jamais, même avec les gros calculs, il n'y a rétention d'urine complète, mais seulement gêne dans la miction, car ces calculs présentent des rigoles sur toute leur face supérieure et inférieure, qui permettent à l'urine de passer.

Dans quelques cas, on trouve plusieurs calculs qui se suivent et s'emboîtent les uns dans les autres. Pour M. Voillemier, ces calculs ne sont que des fragments d'un seul calcul. En effet, dit-il, on ne trouve de noyau que dans un seul calcul ; d'autre part, l'emboîtement si parfait des fragments ne prouve-t-il pas qu'ils faisaient partie primitivement d'un seul et même corps?

On rencontre d'ailleurs parfois dans l'urèthre plusieu s petits calculs indépendants les uns des autres, qui sont groupés pêle-mêle et sans ordre.

D'autres fois, les calculs sont uréthro-vésicaux. Dans ce cas, ils présentent deux grosses extrémités réunies par une partie rétrécie, correspondant au col vésical.

Le principal effet de la **présence** d'un calcul dans l'urèthre est la dilatation de ce canal. On y trouve des excavations tantôt régulières, tantôt irrégulières, où se logent les corps étrangers. Chez les enfants, on rencontre souvent des poches urineuses ; le calcul tombe dans ces poches, pour revenir ensuite à sa place primitive et de nouveau gêner la miction.

Les calculs de l'urèthre agissent d'ailleurs comme tout corps étranger en contact avec une partie vivante. Ils déterminent l'inflammation du canal, ulcèrent ses parois, et tendent sans cesse à se faire jour au dehors. On a vu de ces calculs comme enkystés dans les tissus voisins rester assez longtemps dans cette position ; mais la poche finit par s'enflammer, et le corps étranger achève sa course jusqu'à l'extérieur.

A la suite des ulcérations, il se produit souvent des infiltrations urineuses, des abcès urineux, des gangrènes plus ou moins étendues, donnant lieu aux accidents les plus graves. L'expulsion du corps étranger détermine toujours une fistule, généralement difficile à guérir.

La présence des calculs dans l'urèthre occasionne aussi souvent des abcès circonvoisins, communiquant ou non avec le canal. Mon observation n° 2 relate un cas de ce genre chez un nègre du Sénégal.

SYMPTOMATOLOGIE.

Les symptômes des calculs de l'urèthre diffèrent suivant que des fragments volumineux ou de conformation irrégulière se sont brusquement introduits dans le canal, par exemple, à la suite d'une opération de lithotritie, ou qu'ils s'y sont peu à peu développés.

Dans le 1er cas, les accidents sont souvent rapides et graves. Ils dépendent d'ailleurs de la portion de l'urèthre où le calcul s'est arrêté. S'agit-il d'un calcul dans la région membraneuse ? Le malade a des mictions fréquentes, s'effectuant par de petits jets, se terminant par un écoulement sanguin et suivies d'un spasme très-pénible. La pression de bas en haut sur l'urèthre détermine une douleur très-vive. Le malade prend mille précautions pour s'asseoir et ne peut rester que fort peu de temps assis. La verge est douloureuse, en demi-érection. Le gland et le méat sont surtout très-sensibles. Bientôt le facies pâlit, l'anxiété est à son comble, et, si les accidents suivent leur cours, on voit apparaître des frissons et tout le cortége des symptômes de l'intoxication urineuse.

Si le calcul est dans la partie moyenne de la région spongicuse, la verge se rétracte. Elle est excessivement douloureuse et ne peut même supporter le contact des draps. Dans ce cas, il survient presque toujours des phénomènes très-graves d'intoxication urineuse.

Quand le calcul est dans la fosse naviculaire, toutes ces manifestations n'ont pas lieu. Le plus souvent, le malade éprouve seulement une légère excitation, avec envies fréquentes d'uriner, et parfois de la gêne dans la miction.

Quand, au contraire, le calcul s'est peu à peu développé dans l'urèthre, les symptômes sont très-variables. Quelquefois même il n'y a ni douleur ni réaction. Dans d'autres cas, on constate de la souffrance, des envies fréquentes d'uriner. Ce sont les symptômes que j'observai chez un Français établi à

Madagascar, porteur d'un calcul dans la région membraneuse de l'urèthre.

Il peut même survenir des accidents inflammatoires, qui disparaissent plus ou moins rapidement après un traitement antiphlogistique. Souvent aussi, si le séjour du corps étranger se prolonge, on constate des phénomènes très-graves : fièvre, ulcération, du canal, infiltration urineuse, gangrène, etc.

Il est généralement assez facile de reconnaître la présence des calculs dans le canal de l'urèthre. En promenant la pulpe de l'index sur la face inférieure de l'urèthre, pour la portion pénienne, en introduisant le même doigt dans le rectum pour la portion membraneuse, on ne tarde pas à se rendre compte de la présence et de la situation du corps étranger.

A l'aide d'une sonde métallique, on peut aussi, dans la plupart des cas, arriver au même résultat. L'instrument est arrêté par le calcul, ou, s'il pénètre dans la vessie, il frotte, en un certain point du canal, sur un corps dur et rugueux.

La sonde à empreinte est également souvent très-utile pour le diagnostic.

DIAGNOSTIC.

Il est généralement facile. Les antécédents du malade viennent d'ailleurs éclairer le chirurgien. La plupart du temps, il a rendu des graviers ou a subi une opération de lithotritie; ou, s'il s'agit d'un corps qui, par une communication anormale, s'est introduit dans la vessie, on retrouve des accidents antérieurs qui rendent compte de la présence de ce corps dans l'urèthre.

Il est cependant des circonstances où le diagnostic est très-difficile. C'est quand le corps étranger, étant petit et enkysté dans une excavation, la sonde ne révèle l'existence d'aucun corps, et la palpation ne fournit que des résultats négatifs; car tous les troubles fonctionnels peuvent exister, sans qu'il y ait un corps étranger dans le canal de l'urèthre.

Pour éviter des répétitions, nous réunirons dans un même chapitre, à la fin de notre travail, le traitement des différents corps étrangers de l'urèthre.

CHAPITRE II.

DES CORPS ÉTRANGERS FORMÉS SUR PLACE DANS LE CANAL DE L'URÈTHRE.

Ces corps sont assez peu fréquents. M. Nélaton admet même que ce sont des graviers ténus, qui, poussés de la vessie dans le canal de l'urèthre, forment le noyau de calculs qui peuvent acquérir un certain volume. Il ajoute que les calculs de l'urèthre sont beaucoup plus fréquents depuis que l'on a pu broyer des pierres dans la vessie, c'est-à-dire depuis l'invention de la lithotritie. Il n'en est pas moins vrai que des calculs peuvent parfaitement naître dans les excavations naturelles de l'urèthre et surtout dans les cavités accidentelles, principalement derrière un rétrécissement, et dans le diverticulum que forme une fausse route. Louis a le premier appelé l'attention sur la formation de ces corps. L'urine ne séjourne pas assez longtemps pour s'infiltrer, mais assez de temps pour déposer une matière calcaire, qui sera le point de départ d'un calcul. D'ailleurs, ces calculs, comme le dit M. Voillemier, n'ont pas la même composition chimique que ceux qui viennent de la vessie; ils sont entièrement formés de phosphate de chaux, et l'on n'y trouve pas trace d'acide urique.

D'autre part, ajoute-t-il, ils ne présentent pas de couches elliptiques ou concentriques parfaitement distinctes comme les calculs qui viennent de la vessie. Toute la masse est constituée par l'agglomération uniforme de ses éléments.

La symptomatologie et le diagnostic de ces calculs sont à

peu près les mêmes que la symptomatologie et le diagnostic des calculs venant de la vessie. Ils gênent pourtant moins fréquemment que ces derniers le cours de l'urine dans l'urèthre. Ils sont souvent recouverts d'une membrane et ont une plus grande tendance à se faire jour du côté de la peau.

CHAPITRE III.

DES CORPS INTRODUITS PAR LE MÉAT.

Les corps étrangers introduits par le méat urinaire le sont le plus souvent par les individus eux-mêmes pour satisfaire leurs vices. C'est même une singularité bien remarquable, que la manie de ces hommes qui recherchent des jouissances dans des manœuvres douloureuses. Ordinairement, ce sont des gens vivant à l'écart et livrés à la masturbation, ou encore des malheureux chez qui le sens moral est à peu près complètement éteint. Ainsi, chez les Indiens de la côte de Malabar qu'on transporte dans nos colonies, les attentats sur les femmes et les attentats à la pudeur des individus, eux-mêmes sur leur propre personne, telle que l'introduction de corps étrangers dans l'urèthre, sont excessivement communs. Dans cette catégorie de corps étrangers, on trouve à peu près tous les objets possible dont le volume et la forme permettent l'introduction dans l'urèthre ; tels que porte-plumes, épingles, tuyaux de pipe, tuyaux de paille, épi de blé, noyaux de fruit, tiges de fer, etc. Généralement, c'est un des objets que l'individu a le plus souvent sous la main.

D'autres fois, ce sont des malheureux qui, atteints d'uréthrite, se figurent avoir dans le canal un corps quelconque qui empêche l'expulsion libre de l'urine, et cherchent à le retirer.

Enfin, il n'est pas rare de rencontrer dans l'urèthre des

portions de sonde, de bougie ou d'autres instruments qui se sont brisés dans des manœuvres chirurgicales.

ANATOMIE PATHOLOGIQUE.

L'anatomie pathologique de ces corps ressemble beaucoup à celle des calculs uréthraux.

Au début, ils déterminent la plupart du temps une inflammation assez intense, peuvent même érailler le canal, comme les calculs anguleux, donner lieu à l'infiltration urineuse, à des abcès, et produire les accidents les plus redoutables.

S'ils séjournent dans l'urèthre, ils s'incrustent peu à peu de matière calcaire et finissent par former des calculs plus ou moins volumineux, plus ou moins longs, suivant leur forme.

Presque toujours les objets pointus, tels que les épingles, se fraient un passage à travers les tissus dans un temps assez limité.

Ici se présente une question assez intéressante : la marche des corps étrangers dans le canal de l'urèthre. Civiale prétend que ces corps, s'ils viennent de la vessie, marchent d'arrière en avant, tandis qu'ils progressent d'avant en arrière s'ils ont été introduits par le méat. Ségalas est d'avis que la marche de ces corps dépend surtout de leur forme, de leur volume. Pour M. Desgranges, de Lyon, il se produit un mouvement propulsatoire ou péristaltique qui, partant du point irrité, marche d'avant en arrière et entraîne le corps étranger avec lui. Ainsi, chez une jeune fille de son service, une épingle ne tarda pas à être comme avalée par l'urèthre et à tomber dans la vessie. — Voici comment s'exprime à ce sujet M. Voillemier :

« On a dit que les corps étrangers engagés dans le canal avaient une grande tendance à y pénétrer profondément; qu'ils étaient altérés et comme aspirés par la vessie. Il y a du vrai dans cette opinion. Pourtant, il serait difficile de donner la raison de cette disposition singulière, en présence des faits contradictoires dont nous sommes témoins journelle-ment. S'il n'est pas rare qu'une bougie introduite dans l'urèthre s'y enfonce d'elle-même, pendant les courts instants qu'on met à préparer les fils de coton destinés à la fixer, il arrive bien plus souvent qu'elle soit chassée au dehors par les contractions de cet organe. Dans quelques cas seulement, on peut saisir la cause de la progression du corps étranger, c'est quand il s'agit d'un objet allongé ayant, comme une épingle, une extrémité mousse et l'autre aiguë : le malade, inquiet et voulant se débarrasser du corps qui le gêne, se tiraille la verge. Dans ce mouvement, les parois du canal glissent facilement sur l'épingle dont la tête est tournée du côté de la vessie; mais, pendant leur retrait, elles se fichent sur la pointe de l'épingle et entraînent celle-ci en arrière. Le mécanisme est le même que celui employé par les enfants pour faire grimper un épi de seigle dans la manche de leur vêtement. »

Enfin, M. Demarquay dit que le corps étranger étant lâché par l'individu au moment où l'érection est arrivée à son comble, l'urèthre s'applique fortement sur lui et l'entraîne en arrière à mesure que l'érection cesse.

SYMPTOMATOLOGIE ET DIAGNOSTIC.

Voici d'ailleurs la description que M. Demarquay fait du mécanisme et de la symptomatologie de ces corps.

« Le malade ne peut retirer le corps étranger, et ses efforts ne servent qu'à le faire pénétrer plus profondément, quel-quefois jusque dans la vessie; et, quand le corps a une pointe un peu aiguë, il s'enfonce dans les parois de l'urèthre. Bien-tôt la verge se tuméfie, est comme infiltrée, triple de volume, devient rouge, et un suintement sanguinolent a lieu par le méat urinaire. Il y a dysurie; le malade rend seulement de temps en temps quelques gouttes d'urine. D'autres fois, il y a rétention complète, impossibilité d'aller à la garde-robe.

Une douleur très vive se propage jusque dans la vessie, l'abdomen est tendu ; enfin le malade est dans un état d'angoisse inexprimable. Il cherche, par tous les moyens possibles, à se débarrasser. Retenant le corps étranger en arrière, il tâche de refouler le canal de manière à faire sortir par le méat urinaire la cause de ses souffrances ; mais, si le corps étranger est peu volumineux, que l'excrétion de l'urine puisse avoir lieu, les malades tâchent de se retenir le plus longtemps possible et prennent en même temps des boissons abondantes, espérant chasser le corps étranger par la force du jet de l'urine.

« En pressant doucement le long du canal, on peut quelquefois sentir le corps étranger ; mais, s'il était peu volumineux, il faudrait constater sa présence par le cathétérisme, en ayant soin d'introduire préalablement un doigt dans le rectum pour s'opposer à son passage dans la vessie et, s'il est possible, afin de le faire changer de place ; enfin, on devra s'enquérir de sa forme et de sa grosseur. »

La plupart du temps, d'ailleurs, la présence de ces corps est facile à constater. S'il s'agit d'une sonde, d'un instrument chirurgical quelconque, ou c'est au médecin qu'est arrivé l'accident, ou c'est au malade ; et, dans ce cas, ce dernier ne craint pas de donner des renseignements exacts. Il n'en est pas de même quand on a affaire à un corps introduit dans un but honteux : il faut beaucoup d'habileté de la part du médecin pour faire avouer la vérité au malade. Il doit, dans ce cas, énumérer tous les corps que ce dernier a le plus souvent sous la main. Vient ensuite l'examen de l'urèthre, d'abord par la palpation. On sent très-bien avec la main le corps étranger en explorant attentivement la partie inférieure du canal du méat au bulbe ; et si ce corps est dans la région périnéale, par le toucher rectal, on se rend assez généralement compte de la position qu'il occupe.

Le chirurgien a ensuite recours à la sonde métallique, qu'il introduit doucement dans l'urèthre. Le passage de la sonde sur le corps étranger produit un certain choc, un certain frottement, que parfois un praticien exercé peut seul percevoir.

Quand les corps séjournent un certain temps dans l'urèthre, ils finissent par le recouvrir d'une matière calcaire, et déterminent des accidents analogues à ceux produits par les calculs lentement développés dans l'intérieur du canal. Il n'est pas rare qu'ils entretiennent ou causent même une uréthrite.

Certains corps, en raison du gonflement qu'ils acquièrent an contact des liquides de l'urèthre, peuvent déterminer des accidents très-graves : inflammation, gangrène, etc.; tels sont les pois, les haricots, etc.

CHAPITRE IV

TRAITEMENT.

Le traitement des corps étrangers de l'urèthre varie suivant leur forme, leur volume, leur position dans l'urèthre, suivant les complications qui peuvent se présenter.

Nous diviserons, d'après M. Reliquet, suivant leur forme, les corps étrangers en cinq classes :

1re *classe*. — Corps étrangers arrondis ou oblongs, pouvant être cassés, morcelés, si leur volume ne permet pas de les retirer. Nous faisons entrer dans cette classe les calculs de toute sorte.

2e *classe*. — Corps étrangers longs, souples, pouvant être pliés et coupés, tels que : sonde de gomme, rouleaux de papier, etc.

3e *classe*. — Corps étrangers longs, rigides, mais pouvant être coupés et cassés, tels que : bouts de bois, tuyaux de pipe, etc.

4ᵉ *classe.* — Corps longs et rigides ne pouvant être ni coupés, ni cassés : tiges de verre, de fer, etc.

5ᵉ *classe.* — Corps étrangers longs, rigides, mais assez malléables pour être pliés, pointus à une ou à leurs deux extrémités, ou bien offrant une ou deux saillies aiguës, obliques, pouvant accrocher les parties : épis de blé, d'orge, de seigle ; épingles à cheveux, simples ou doubles; crochets à broderie, etc.

1ʳᵉ CLASSE.

Corps étrangers arrondis ou oblongs, etc.

Comme nous l'avons dit, nous comprenons les calculs, au point de vue du traitement, dans cette catégorie. Le traitement, comme les symptômes, varie suivant la position occupée par le corps étranger. Nous allons passer en revue les différents moyens employés suivant les différents points où le corps se trouve.

I. *Corps étranger dans la fosse naviculaire.*

Il est facile de constater sa présence, on le sent très-bien avec la main. Si l'on porte sur lui un objet, on perçoit les sensations provoquées par le contact du métal avec la pierre. On peut même l'apercevoir en ouvrant les lèvres du méat.

Ici l'opération est généralement très simple.

Souvent on peut saisir le corps avec des pinces à dissection ordinaires, et, si l'ouverture du méat est trop étroite ou trop élevée sur le gland, il suffit d'un simple débridement, qui n'est pas douloureux pour l'attirer au dehors. Cependant, il arrive que le calcul soit quelquefois anguleux ou trop gros ; on est alors obligé de le broyer sur place. On se sert alors d'un brise-pierre ordinaire, avec la disposition des mors préconisée par Ségalas. De la main gauche, on écarte les lèvres du méat, tout en fixant le gravier; la main droite introduit alors l'instrument fermé et place l'extrémité du bec sur le gravier. On ouvre le bec, et on pousse le mors entre le calcul et la muqueuse, en engageant le plus possible le mors femelle. Le gravier est saisi et cassé sur place.

II. *Corps étranger dans la région spongieuse.*

Dans ce cas, une petite bougie à demeure rend de grands services. Elle fait cesser les spasmes, et l'urine arrivant, finit par déplacer assez facilement le gravier. Il arrive aussi quelquefois qu'avec un simple stylet de trousse on déplace un gravier un peu gros, que sa position seule retenait dans le canal, et qui finit par sortir.

La succion a été très-anciennement employée, au dire de Franco et de Fabrice de Hilden. Je n'en parle que pour mémoire, car cette méthode, outre qu'elle est répugnante, est incapable de rendre de grands services.

On a aussi employé l'insufflation du canal, et Prosper Alpin, en 1591, dans son traité *de Medicina Ægyptorum*, parle d'un Arabe nommé Haly, qui, pour extraire les calculs de la vessie, se servait d'une canule de bois, longue de huit travers de doigt et de la grosseur du pouce, avec laquelle il soufflait fort dans le canal de l'urèthre, le dilatait et faisait glisser le calcul dans le canal.

Beaucoup d'instruments ont été inventés pour l'extraction des calculs de l'urèthre. Le plus simple est la *curette* de Leroy d'Etiolles. Elle se compose d'une canule métallique portant à son extrémité antérieure une petite curette articulée, que l'on peut à volonté couder à angle droit au moyen d'un fil de laiton caché dans la canule et d'un treuil qui tire sur ce fil. Cet instrument a de graves inconvénients. Avec des calculs anguleux, il déchire forcément l'urèthre ; il roule sur les petits calculs, qui lui échappent facilement.

La pince de Hunter présente plus d'avantages et moins d'inconvénients. Cette pince se compose : 1° d'une canule-

d'acier ronde et ouverte par les deux bouts; 2º d'un tube terminé par deux ressorts qui s'écartent et ont leurs extrémités disposées en cuiller; 3º enfin d'un stylet qui passe dans le tube et sert à explorer à quelle distance le corps étranger est engagé dans les mors.

On a modifié de différentes manières les mors de cet instrument. On a même fait des pinces à trois mors.

Pour se servir de la pince de Hunter, on fait fixer par un aide le corps étranger en comprimant l'urèthre au-dessous.

Le chirurgien relève la verge de la main gauche, tandis que de la droite il introduit l'instrument les mors fermés, jusqu'à ce qu'il rencontre le corps étranger. Quand il a reconnu sa présence, il ouvre les mors en attirant la gaîne à lui et, par des mouvements de propulsion et de rotation, il essaie de les faire passer entre les parois de l'urèthre et le gravier. Au moyen du stylet, il constate facilement à quelle distance le corps est engagé dans les mors.

L'anse de Marini, modifiée par Cloquet, se compose d'un fil d'argent plié dans son milieu, dont les chefs passent dans une canule percée à ses deux bouts.

En tirant sur les chefs, on donne à l'anse l'ouverture qu'on veut, ce qui permet de l'accommoder au volume du corps étranger. On retire ainsi le corps comme un bouchon tombé dans une bouteille, pour nous servir de la comparaison ingénieuse de Vidal (de Cassis).

On peut encore citer la pince à anneaux, de MM. Robert et Collin. Cette pince a pour avantage d'avoir une branche fixe et de pouvoir être ouverte et fermée avec une seule main. Le chirurgien porte cette pince dans l'urèthre jusqu'à ce qu'il ait rencontré le corps étranger qu'il fixe. Alors, il ouvre la pince, glisse le mors fixe entre les parois du canal et le calcul, puis ferme.

Cet instrument est surtout utile pour l'extraction des fragments de sonde et des corps non anguleux.

Quand le corps étranger est depuis peu de temps dan
l'urèthre, on peut presque toujours avec quelques soins faire
passer les branches d'une pince entre lui et le canal de l'urèthre. Mais, s'il s'agit d'un corps de forme irrégulière, on ne
saurait trop prendre de précautions. A la moindre résistance,
il faut cesser de tirer sur lui et ne reprendre l'opération qu'a-
près avoir convenablement combattu l'inflammation et le
spasme de l'urèthre.

Quand, d'autre part, le corps a un volume qui l'empêche
de passer et une extrémité conique, la pince glisse sur celle-
ci. et, si l'on serre trop, la brise. Aussi faut-il beaucoup
d'habileté pour l'extraction de ces corps.

Si l'on ne réussit pas à extraire le corps étranger à l'aide
des instruments que nous venons de décrire, soit à cause
de son volume, soit à cause de son enclavement dans l'urèthre, on a imaginé de le broyer sur place et de l'enlever par
morceaux.

La lithotritie uréthrale est déjà ancienne. Albucasis
l'a décrite. Il se servait d'un perforateur triangulaire qu'il
introduisait dans l'urèthre après avoir placé un lien derrière
le corps étranger.

Franco, A. Paré, employaient une tarière qu'ils condui-
saient dans le canal au moyen d'une canule. Dubowisky in-
venta, un des premiers, un véritable lithrotriteur assez ingé-
nieux. Voici sa composition : curette articulée de Leroy
d'Etiolles sur laquelle une coulisse permet de faire glisser
une canule, et un mandrin d'acier terminé par une fraise.
On pousse la canule en avant aussi loin que possible, et on la
fixe dans cette position au moyen d'une vis placée latéralement sur son talon. Quand le calcul se trouve ainsi pris entre
la canule et la curette, il ne reste plus qu'à le broyer en im-
primant un mouvement de rotation au mandrin contenu dans
la canule.

Le brise-pierre uréthral de Civiale est plus petit que les

brise-pierres ordinaires, tout en ayant la même disposition. Il se manie avec la main droite seule. Pour s'en servir, on comprime l'urèthre en arrière du corps étranger; le chirurgien relève la verge avec la main gauche; avec la main droite, il conduit l'instrument jusqu'au calcul. Arrivé là, il attire à lui la branche mâle, puis infléchit la verge et pousse ensuite l'instrument. Le dos du bec femelle déprime la paroi uréthrale, et, par un certain mouvement de curette, on fait passer le bec derrière le corps étranger. On n'a plus ensuite qu'à pousser la branche mâle et à serrer plus ou moins fortement.

M. Nélaton a fait construire un brise-pierre dont la cuiller de la branche femelle peut être fermée et ouverte à volonté, comme dans l'instrument de Leroy. On introduit ainsi plus facilement l'instrument derrière le corps étranger.

Enfin, M. Reliquet a inventé un brise-pierre uréthral très-commode. Voici la description qu'il en donne :

1º Une branche femelle, terminée par un bec recourbé comme une curette ordinaire : l'extrémité du bec dépasse peu l'axe de l'instrument. L'autre extrémité, manuelle, présente une virole et au delà un pas de vis sur lequel se meut un volant. Cette branche femelle creuse est cannelée dans toute sa longueur.

2º Une branche mâle. C'est un tube qui glisse dans la branche femelle. Il est muni d'une virole qui sert à lui imprimer des mouvements de va-et-vient dans la branche femelle. Sur cette virole agit un volant. L'extrémité de ce tube est terminée par un orifice circulaire et dentelé. De plus, il offre une saillie mousse qui glisse dans la cannelure de la branche femelle et écarte les tissus des dents de l'extrémité. L'autre extrémité de cette branche mâle tubulaire présente, près de son orifice, sur sa partie interne, un pas-de-vis qui répond à celui du perforateur.

3° Un perforateur. Il occupe la cavité de la branche mâle, se termine d'une part par une pointe quadrangulaire, et de l'autre par un bouton. En avant de ce bouton, il y a un pas de vis qui correspond à celui de la branche mâle.

Cet instrument, comme je l'ai dit, est très-commode. Il broie sur place le corps étranger, sans le déplacer, et met ainsi l'urèthre à l'abri des érosions et des déchirures.

Soins consécutifs à l'extraction du gravier. — Après l'extraction des corps étrangers de la région spongieuse, il est nécessaire de prendre des précautions.

Très-souvent, en effet, l'urèthre est érodé, et il survient des phénomènes d'intoxication urineuse. On ne peut mettre une sonde à demeure, à cause de la sensibilité du canal. On se contente d'injections phéniques ; mais pour que les urines ne soient pas chargées, on fait boire beaucoup le malade.

Si l'on ne peut extraire le corps étranger ni le saisir pour le broyer, on fait une boutonnière.

A la fin de ce chapitre, je parlerai de cette opération et je la décrirai dans les différents points de l'urèthre.

III. *Corps étranger dans la cavité du bulbe.*

Souvent le corps étranger n'est pas d'emblée dans la cavité du bulbe, mais bien dans la partie rétrécie de la portion spongieuse. Ce sont les manœuvres d'extraction qui l'ont repoussé dans la cavité du bulbe.

Dans ce cas, on est fixé sur la position du corps, car un corps situé dans la partie spongieuse ne peut être refoulé au delà du bulbe. En effet, le cul-de-sac du bulbe ne manquerait pas de l'arrêter, et, d'ailleurs, la portion membraneuse est tellement irritée, qu'elle ne lui permettrait pas de passer.

Mais, s'il s'agit d'un corps qui s'est arrêté lui-même dans la cavité, il faut alors, pour en constater la présence, recourir à la sonde à grande courbure de Gély. On introduit cette sonde avec beaucoup de précaution jusqu'au bulbe, et, si le corps étranger est dans la cavité, on le sent avec le bec de la sonde. On peut ensuite pousser la sonde jusque dans la vessie; si le corps est petit, on ne sent rien; mais, s'il est gros, on perçoit très-bien le frottement de la sonde sur lui. La main peut également le sentir au périnée.

Pour peu que le calcul soit volumineux, le meilleur traitement ici est le broiement. En effet, on ne peut, ainsi que je l'ai dit plus haut, refouler le corps dans la vessie. D'autre part, souvent il est tombé dans la cavité, parce qu'il ne pouvait passer le rétrécissement normal du canal au milieu de la région spongieuse, et, avec la curette, la pince de Hunter, on éroderait le canal dans un point où les plaies de l'urèthre, mises en contact avec l'urine, donnent si rapidement lieu aux accidents les plus graves de l'intoxication urineuse. On opère le broiement avec l'un des brise-pierres décrits plus haut. Nous donnons la préférence au brise-pierre uréthral de M. Reliquet.

IV. *Le corps étranger est dans la région profonde de l'urèthre.*

Dans ce cas, il faut tout d'abord essayer de refouler le corps étranger dans la vessie. Velpeau n'était pas de cet avis. Il croyait que les accidents de la lithotritie vésicale étaient plus à redouter que ceux de la lithotritie uréthrale; mais Voillemier, Reliquet ont combattu, et pour nous, avec raison, cette opinion; car le broiement d'un petit calcul uréthral dans la vessie ne peut produire les terribles accidents des lithotrities les plus laborieuses; tandis que les abcès urineux, l'infiltration de l'urine, les rétrécissements, la déchirure de l'urèthre, sont des accidents très-graves, que l'on rencontre assez souvent à la suite de l'opération pratiquée dans l'urèthre.

Pour opérer le refoulement du corps étranger dans la vessie, on procède de la façon suivante : on prend une sonde de Gély qu'on introduit doucement dans la région profonde, de façon à vaincre les spasmes du canal. On arrive ainsi derrière le corps étranger, que l'on pousse peu à peu jusqu'à ce qu'il soit dans la vessie. Les spasmes et la douleur cessent alors aussitôt, et le malade peut uriner.

Souvent les choses se passent ainsi, mais souvent aussi on ne peut, avec la sonde, refouler le corps étranger. Deux genres de causes peuvent s'opposer au refoulement : les unes tiennent au canal, les autres au corps étranger. Du côté du canal, nous avons les spasmes qu'il est parfois impossible de vaincre. Un autre obstacle est apporté par la déviation du canal, par suite de la forme et du volume anormaux de certaines parties, par les excavations accidentelles. Quant au calcul, souvent il est gros, angulaire et enclavé dans la paroi de l'urèthre, et la sonde ne peut le déplacer. D'autres fois, son petit volume fait que la sonde passe dessus.

Quand, avec la sonde, on ne peut refouler le corps étranger, on a recours aux moyens suivants : on tâche d'introduire une petite bougie; elle aura pour effet de diminuer ou même de faire cesser les spasmes, et le corps pourra être expulsé par l'urine. On peut aussi faire des injections brusques et abondantes avec la sonde évacuatrice de Mercier.

Si ces moyens ne réussissent pas, on en vient à l'extraction. La curette de Leroy est un mauvais moyen : le gravier glisse trop facilement sur elle. On peut employer la pince de Hunter ou celle de MM. Robert et Collin. Voillemier s'est servi d'une pince longue présentant, à sa partie antérieure, une courbure semblable à celle de nos sondes. L'instrument que nous préférons est toujours le brise-pierre uréthral de M. Reliquet. On introduit cet instrument dans l'urèthre jusqu'à ce qu'on ait rencontré le gravier : alors, on s'arrête et on applique le dos de la curette sur l'une des parois latérales du canal ; on incline l'extrémité externe de l'instrument du côté opposé, pour que le bec se rapproche de la paroi latérale de l'urèthre. On fait suivre au bec cette paroi pour le passer derrière le calcul, ce qui se fait en ramenant le brise-pierre dans l'axe du point de l'urèthre occupé par le corps étranger. Alors, la branche mâle saisit le gravier qui est brisé sur place. Le gravier cassé, le chirurgien enlève la branche mâle. Pour tirer la branche femelle, il applique le dos de la curette entre la paroi latérale de l'urèthre, pendant qu'il incline sa tige du côté opposé et qu'il l'attire à l'extérieur, jusqu'à ce qu'elle ait franchi le collet du bulbe. De cette façon on vide la curette, et l'on n'est pas exposé à entraîner un gravier qui éroderait le canal.

Nous avons dit que les calculs se développent dans un diverticulum, derrière un rétrécissement. Généralement on en constate assez facilement la présence par la palpation et par l'introduction d'une petite sonde dans le canal.

Dans ce cas, si le gravier n'est pas volumineux, on essaie d'abord d'élargir le rétrécissement au moyen de bougies placées à demeure. Souvent, le canal, suffisamment dilaté, le corps sort de lui-même. Dans le cas contraire, avec une pince ou un lithotriteur, on finit par le retirer.

Si le gravier est volumineux et surtout s'il y a des fistules, il faut en venir à la boutonnière, qui comprendra en même temps le rétrécissement.

2e, 3e *et* 4e classes. — Il s'agit ici de corps longs, rigides.

Plusieurs moyens ont été employés suivant la nature du corps et ont réussi.

S'il s'agit d'un bout de sonde laissé dans l'urèthre, souvent le corps passe en entier dans la vessie, le spasme du canal cesse, la vessie se remplit, et la sonde est chassée au dehors par l'urine. J'ai été témoin d'un fait de ce genre chez un négociant de Brest. Morel-Lavallée s'est servi du procédé suivant: un homme avait laissé une sonde s'enfoncer dans l'urèthre ; on en sentait l'extrémité au milieu des bourses, à la naissance de la verge. Le chirurgien fixa le corps entre le pouce et l'index de la main gauche, puis il refoula la partie antérieure jusqu'à ce que la fosse naviculaire fût arrivée au contact du corps et parvint à extraire ce dernier. Voillemier a employé le même procédé pour une sonde et pour une boucle d'oreille. Demarquay s'en est également servi avec succès pour un porte-plume, et Giraldès pour un caillou introduit dans l'urèthre.

Voillemier, ayant laissé la moitié d'une sonde d'argent dans l'urèthre en pratiquant le cathétérisme, imagina d'introduire dans la cavité de cette sonde une petite bougie de corde à boyau. Quand la bougie se fut gonflée, il la retira doucement et fut assez heureux pour ramener le bout de la sonde avec elle.

La pince de Hunter, et surtout la pince uréthrale à anneaux de MM. Robert et Collin, sont les instruments les plus employés pour l'extraction des corps de cette catégorie. Quand on a saisi le corps, il faut faire les tractions lentement, afin d'éviter d'accrocher les parois du canal avec l'extrémité antérieure du corps. Il faut aussi les faire en raison de la direction droite ou courbe que présente ce dernier.

Mais il peut arriver qu'un corps ait un volume plus grand que celui qu'il avait au moment de son introduction. C'est ce qui a lieu si le corps est un linge plié, un morceau de cuir, etc. C'est ce qui arrive encore quand un dépôt calcaire s'est formé autour du corps étranger, quelle que soit d'ailleurs la matière dont celui-ci est constitué. Dans ce cas, on l'enlève par morceaux, ou l'on procède à l'opération de la boutonnière.

5° CLASSÉ. — Corps étrangers, longs, rigides, mais assez

malléables pour être pointus à une ou à leurs deux extrémités, ou bien offrant une ou des saillies aiguës, obliques, pouvant accrocher les parties.

Ces corps sont très-variés. Je vais passer en revue ceux
qu'on rencontre le plus souvent.

(a) Épis de blé, de seigle, etc. Ces corps sont toujours introduits l'extrémité mousse la première, de sorte que les glu-
mes, quand on fait des tractions sur l'épi, accrochent la muqueuse du canal et empêchent de le retirer.

Si le corps n'est entré qu'en partie dans l'urèthre, on procède de la façon suivante : l'épi, lié au ras du méat urinaire
avec un fil très-solide, dont on passe les chefs dans une canule
d'argent ouverte par les deux bouts, on tire modérément sur
le fil avec la main gauche, tandis qu'avec la droite on enfonce
la canule, de façon à rebrousser les barbes de l'épi.

Mais si l'épi est tout entier dans l'urèthre, on est obligé de
le laisser se rendre dans la vessie, ou de l'enlever morceau
par morceau avec la pince uréthrale, ou encore, ce qui est
bien préférable, de pratiquer la boutonnière.

(b) *Crochets de broderie.* Introduits par l'extrémité opposée
à celle du crochet, ils rentrent dans la catégorie des tiges
simples, et sont aussi facilement retirés.

Quand le crochet est engagé le premier, il arrive, quand on
exerce des tractions sur l'extrémité libre, que le crochet s'enfonce dans les tissus et s'oppose à l'extraction. Il faut donc
recourir à une manœuvre spéciale. La plus simple est de
conduire le long de la tige et du même côté que le crochet,
un instrument métallique coupant à son extrémité pour sec-
tionner les tissus accrochés ; puis, maintenant la pointe du
croc contre l'instrument pour qu'elle ne soit plus en rapport
avec les tissus, le crochet est retiré.

Épingles. Les épingles trouvées dans l'urèthre sont le plus
souvent des épingles à cheveux, simples ou doubles.

Les épingles simples sont toujours introduites par la tête. Les moyens suivants ont été employés pour l'extraction de ces corps. On peut, en coudant la verge, faire traverser par la pointe toute l'épaisseur de la paroi uréthrale, on tire l'épingle autant que possible, puis elle est coupée au ras de la peau, la tête est ensuite extraite par le méat.

S'il s'agissait d'une aiguille, le premier temps de la manœuvre ci-dessus l'amènerait tout entier au dehors.

M. Boinet a employé le procédé suivant : il plie la verge, comme précédemment, la pointe fait saillie, il l'attire au dehors, et par un mouvement de bascule, fait en sorte que la tête se présente la première du côté du méat urinaire.

On peut encore se servir d'une grosse bougie de cire, avec laquelle on tâche de rencontrer la pointe de l'épingle. Si l'on réussit, on ramène du même coup la bougie et l'épingle.

La pince uréthrale de MM. Robert et Collin est également bonne pour l'extraction de ces corps. On saisit l'épingle par le corps, puis on rapproche les mors de la pince le plus près possible de la pointe, et ainsi le corps est facilement retiré.

Pour les épingles doubles, on peut également tenter l'extraction par ponction ou par les voies naturelles.

Dans le premier cas, en coudant l'urèthre, on fait traverser les parois du canal par les deux chefs de l'épingle; on redresse la courbure de celle-ci; on sectionne au ras de la peau une de ses branches, et l'autre est retirée sans difficulté.

Pour arriver à l'extraction par la voie naturelle, on transforme l'épingle double en épingle simple en la sectionnant au niveau de l'anse. M. Reliquet a fait construire, pour ces cas, une sorte de brise-pierre uréthral par MM. Robert et Collin.

Boutonnière. Si les moyens extracteurs ne réussissent pas, et si l'on ne peut repousser le corps étranger dans la vessie, il faut en venir à la boutonnière.

Cette opération faite avec soin ne présente pas de grands

dangers. Le plus souvent,, les plaies longitudinales faites, soit à la légion périnéale, soit à la région pénienne, guérissent facilement.

« Les plaies longitudinales de l'urèthre, dit M. Nélaton, guérissent, en général, avec la plus grande facilité. »

« La crainte, dit Reybar, que la plaie reste fistuleuse, est illusoire. Et, ajoute-t-il, nos expérimentations ont démontré que les plaies longitudinales n'étaient pas susceptibles de rétrécir le calibre du canal. »

A la séance du 19 mai 1825, le Dr Boulu présente à l'Académie de médecine l'observation d'un enfant de 5 ans, qui avait un calcul dans l'urèthre. Le Dr Boulu a incisé le canal dans une longueur d'environ 5 lignes. Il n'a pas placé de sonde à demeure, et dès le troisième jour l'urine ne coulait plus par la plaie. — Boulu déclare que la boutonnière est sans danger, et qu'il vaut mieux y recourir que de torturer son malade. — Pour lui, la plupart du temps, l'incision est moins dangereuse que l'extraction par le canal, car, dans ce dernier cas, on déchire souvent la muqueuse par l'instrument ou le corps étranger ; ou bien le corps étranger détermine une inflammation, augmentée par son passage dans l'urèthre, et il survient une fistule urinaire.

Pour nous, nous croyons qu'il est souvent facile d'extraire le corps étranger ou de le refouler dans la vessie. En tout cas, faut-il tout d'abord essayer l'extraction ou le refoulement avant de se résoudre à l'opération. Mais nous sommes complètement d'avis qu'on ne doive pas torturer trop longtemps son malade. Si, après plusieurs tentatives, on n'a pas réussi, nous pensons qu'il ne faut pas craindre de pratiquer tout de suite une boutonnière. En effet, toutes ces manœuvres dans le canal sont souvent suivies des plus redoutables accidents, surtout si l'on a affaire avec un corps irrégulier, anguleux, pointu. L'opération est, au contraire, le plus souvent sans danger, comme nous l'avons dit : et sur les quatre observations que nous présentons, un seul malade a offert un léger gonflement des testicules, qui a disparu au bout de peu de jours.

La boutonnière est de date ancienne. Celse, Paul d'Egine, la pratiquaient. Albucasis, Franco la décrivent. Ambroise Paré procédait de la façon suivante : « A donc faut faire l'incision (ce que j'ai plusieurs fois fait) à côté de la verge, et non au-dessus, ni au-dessous. Au-dessus, à raison d'une grosse veine et artère qui pourrait être cause de flux de sang ; au-dessous n'est convenable, parce que la partie est exsangue, et pour ce difficile à être consolidée, et aussi que l'urine ne permettrait la réunion être faite, parce qu'elle passerait par l'ulcère et tomberait entre les lèvres de la plaie. Et pour ces causes, l'incision sera faite sur la pierre à côté, qui est une partie plus charneuse. Mais tu dois noter qu'avant que faire l'incision, il te faut lier la verge au-dessus et bien près de la pierre, pour la tenir contrainte et subjette, et ployer la verge en cercle, pour mieux faire sortir la pierre, puis tirer assez fort le prépuce vers toi, afin qu'après l'incision, le cuir étant relâché, retourne et couvre ladite incision, dont plus aisément et brièvement l'union et consolidation de la plaie peu après se fera. Lors tu tireras la pierre par tel instrument.

« Puis, s'il est besoin faudra faire un point d'aiguille pour réunir la plaie, et sur icelle on appliquera un tel agglutinatif... Aussi on mettra dedans la verge une chandelle de cire ou une verge de plomb ointe de térébenthine de Venise, pour aider nature à glutiner la plaie et tenir le canal uni et également dilaté en cet endroit, de peur qu'il ne se fît quelque chair superflue dont par après se pourrait engendrer une carnosité. » (A. Paré, livr. XVII, chap. XLIV et XLII, de plus, Opérations de chir.)

Pour pratiquer l'opération de la boutonnière, on emploie

des procédés différents suivants les divers points du canal.

Si le corps étranger est arrêté dans la partie antérieure de l'urèthre, après avoir tiré le prépuce en avant du gland, on divise la peau et le canal sur la ligne médiane, de façon que l'incision dépasse un peu le calcul en avant et en arrière ; et lorsque celui-ci est mis à nu, on le fait saillir dans la plaie en courbant légèrement la plaie sur sa face dorsale. On le saisit ensuite avec des pinces et on le tire au dehors. L'opération terminée, la peau est ramenée en arrière pour recouvrir la plaie de l'urèthre.

Quand il s'agit d'extraire un calcul gros et un peu long, M. Voillemier déplace latéralement la peau qui revient ensuite d'elle-même à sa place et recouvre sans peine la plaie du canal, si longue qu'elle soit.

Si le corps étranger est dans la région profonde de l'urèthre, on fait une incision au niveau de la portion membraneuse ressemblant à celle de la taille médiane, et l'on va chercher le corps avec des pinces conduites sur le doigt indicateur placé dans la plaie. On a eu soin préalablement d'introduire, s'il est possible, une sonde cannelée dans l'urèthre, et si le corps est volumineux, après l'avoir fixé, on incise sur lui.

Les soins consécutifs sont des plus simples. On introduit une sonde à demeure dans l'urèthre ; quant à la plaie, on se contente, pour la portion antérieure du canal, d'un bandage agglutinatif. Quant à la plaie périnéale, quelques compresses mouillées suffisent, en ayant soin de recommander au malade de serrer les cuisses.

OBSERVATION I. — M. B..., négociant français établi à Tamatave (Madagascar), âgé de 40 ans, d'une constitution robuste, avait à plusieurs reprises rendu des graviers par le canal de l'urèthre.

Un matin, en urinant, il sent quelque chose entrer dans son canal. L'urine ne sort plus qu'avec peine ; il s'écoule même un peu de sang. En même temps, il éprouve une vive douleur au périnée. On envoie immédiatement chercher le Dr William Ritter, médecin américain établi à Madagascar.

A son arrivée le Dr Ritter trouve le malade dans l'état suivant : spasmes très-douloureux de l'urèthre. Le spasme et la douleur sont exaspérés par la pression. Envies incessantes d'uriner, mais il ne s'échappe du canal que quelques gouttes sanguinolentes.

Le docteur introduit doucement une sonde avec beaucoup de peine, il parvient enfin à reconnaître la présence d'un calcul dans la région membraneuse de l'urèthre. Il avait déjà d'ailleurs soigné ce malade, et savait qu'il était graveleux. Il essaie en vain de refouler le corps dans la vessie ; il se décide à pratiquer une boutonnière.

Au moyen d'une incision périnéale d'environ $0_m,03$, à l'endroit où il a reconnu la présence du calcul, il le saisit à l'aide d'une pince et l'attire au dehors sans difficulté. Le calcul n'était pas très-gros, mais irrégulier et anguleux. Il mit ensuite une sonde à demeure, et appliqua des compresses mouillées sur la plaie.

Huit jours après la sonde fut retirée.

Au bout de quinze jours, il s'écoulait à peine quelques gouttes d'urine par l'incision, et quand je retournai à Tamatave le mois suivant, le malade était guéri.

OBSERVATION II. — Zami, noir du Sénégal, entre à l'hôpital de Gorée porteur d'un abcès au périnée. La peau est très-amincie, et l'abcès sur le point de se rompre.

On pratiqua une incision, puis, en sondant le foyer de l'abcès, on sent un corps rugueux. Avec des pinces, on retire un calcul du volume d'un grois pois.

Quelque temps après, il s'échappe de l'urine par l'incision périnéale. Le calcul provenait donc évidemment de l'urèthre.

On fit des injections dans le canal, puis on mit une sonde à demeure.

Consécutivement, il s'établit une fistule persistante, qui n'était pas encore guérie six mois après, quand le chirurgien qui le soignait, quitta le Sénégal.

Observation III. — R..., garçon d'amphithéâtre, déporté comme communeux sur les pontons de Brest, était atteint d'uréthrite. Sous prétexte, suivant son dire, de débarrasser le canal des mucosités qui l'obstruaient, il s'introduisit dans l'urèthre une agrafe adaptée à l'extrémité d'une tige de bois. Il retira facilement la tige, mais l'agrafe resta dans le canal. On l'envoya à l'Hôpital maritime.

Il éprouvait, surtout à la pression, de la douleur à la région périnéale. Il avait, principalement pendant la nuit, des envies fréquentes d'uriner, accompagnées de spasmes pénibles.

Le canal fut exploré. Après plusieurs tentatives, M. Cras finit par percevoir le frottement de la sonde sur un corps étranger, au niveau de la région membraneuse.

Il essaya en vain de retirer l'agrafe : il se décida à faire la boutonnière.

Après avoir pratiqué une incision assez large, il découvrit le corps étranger, qui fut extrait avec une pince sans grande difficulté.

Une sonde à demeure fut placée dans l'urèthre ; on recommanda au malade de serrer les cuisses, et on appliqua sur la plaie quelques compresses mouillées.

Les trois premiers jours après l'opération, pas d'accident. Il s'écoule quelques gouttes d'urine par la plaie, qui suppure un peu.

Quatrième jour. Testicules gonflés, surtout le gauche. Le cathéter est retiré et introduit chaque fois que le malade a besoin d'uriner.

Traitement antiphlogistique de l'orchite.

Sixième jour. Etat de la plaie toujours satisfaisant, testicules moins gonflés.

Huitième jour. Le gonflement des bourses a disparu. La cicatrisation de la plaie est déjà assez avancée.

Les jours suivants, la cicatrisation continue.

Vingtième jour. Il ne s'écoule plus que de rares gouttes d'urine par l'incision.

Au bout d'un mois, le malade sort complètement guéri.

OBSERVATION IV. — Zuma (Indien), employé comme infirmier à l'hôpital de Saint-Louis (Réunion), s'était introduit, dans un but libidineux, une arête de poisson dans le canal de l'urèthre.

D'après ses aveux, arrachés avec peine, il s'était servi d'une sonde à laquelle il avait adapté l'arête.

Il avait pu retirer la sonde, mais l'arête était restée dans l'urèthre.

La présence de cette arête dans le canal détermina de vives douleurs, accompagnées de spasmes, d'envies incessantes d'uriner, d'un léger écoulement sanguinolent.

Le malade entre à l'hôpital. Le corps est reconnu au niveau de la région membraneuse. — Vaines tentatives d'extraction; la boutonnière est décidée.

Incision de 0^m,03 jusque sur le corps étranger. Il est saisi avec une pince et retiré sans accident. — Sonde à demeure. Compresses mouillées sur la plaie.

Vers le troisième jour, un peu de suppuration, mais l'état du malade est satisfaisant.

Après une huitaine de jours, on cesse la sonde à demeure.

Vingt-cinq jours après l'opération, l'Indien sort de l'hôpital, entièrement guéri.

OBSERVATION V. — Armand (Indien), employé de pharmacie à l'hôpital de Saint-Paul (Réunion), s'introduit une tige de verre dans le canal de l'urèthre.

Il essaie en vain de la retirer. Il entre à l'hôpital. Verge rétractée, petite, excessivement douloureuse. — Vains efforts pour uriner.

Une pince est introduite dans le méat et la tige est saisie, mais on n'en ramène au dehors qu'une partie ; le corps étranger s'étant brisé, l'extrémité antérieure reste dans le canal. Les accidents persistent. On se résout à la boutonnière.

Incision d'environ $0^m,03$ à la région spongieuse. Le verre est retiré avec une pince ; sa longueur est de $0^m,04$ et demi.

Sonde à demeure ; bandage agglutinatif. — Aucun accident ne survient.

Le huitième jour la sonde est retirée.

La plaie guérit sans la moindre complication, et vingt jours après, le malade sort de l'hôpital, parfaitement rétabli.

Paris. A. Parent, imprimeur de la Faculté de Médecine. rue Mr-le-Prince, 31.

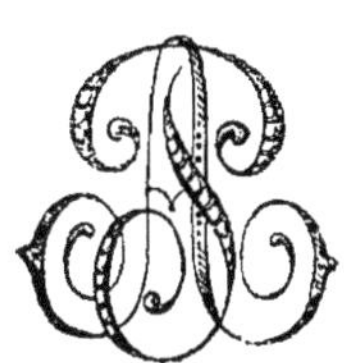

A. PARENT, imprimeur de la Faculté de Médecine, rue Mr.-le-Prince, 31.

www.ingramcontent.com/pod-product-compliance
Ingram Content Group UK Ltd.
Pitfield, Milton Keynes, MK11 3LW, UK
UKHW020048080726
13614UKWH00004B/1953